RAPPORT

SUR LE

TRAITEMENT DES AFFECTIONS

DES

VOIES LACRYMALES

Lu au Congrès d'Ophtalmologie

Dans la séance du 4 Mai 1891

AVEC LE COMPTE RENDU DE LA DISCUSSION QUI A SUIVI LA LECTURE DU RAPPORT

PAR

Le Docteur TERSON

Chargé du Cours de Clinique ophtalmologique à la Faculté de médecine de Toulouse
Membre de la Société de médecine de Toulouse et de la Société française d'Ophtalmologie
Membre correspondant de la Société d'Ophtalmologie de Paris.

PARIS

TYPOGRAPHIE GASTON NÉE

1, RUE CASSETTE, 1

1891

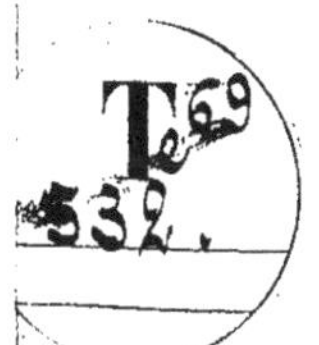

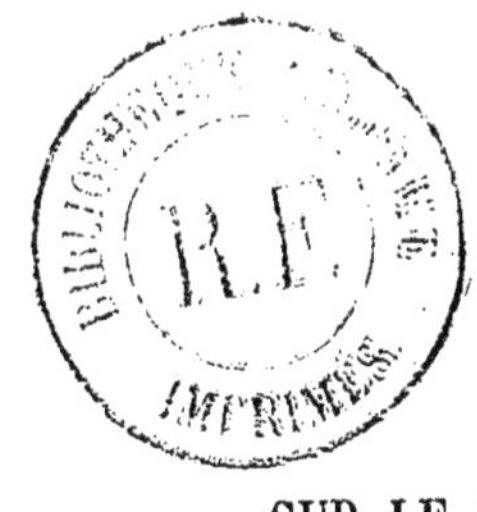

RAPPORT

SUR LE TRAITEMENT DES AFFECTIONS

DES

VOIES LACRYMALES

DU MÊME AUTEUR :

1. *De la cataracte;* analyse critique et indications des anciens et nouveaux procédés opératoires, 1867.
2. *Le glaucome* et l'iridectomie, 1868.
3. *Des injections sous-cutanées* de morphine dans les affections douloureuses des yeux, 1869.
4. *Du traitement des affections chroniques des voies lacrymales* à l'aide des sondes de Bowman, 1869.
5. *Résultats de l'extraction linéaire* de la cataracte, 1870.
6. *De l'ophtalmie sympathique. — Corps étranger* ayant séjourné 43 ans dans l'œil et nécessité de l'énucléation de l'organe, 1871.
7. *De la rétinite pigmentaire* et de l'héméralopie, 1872.
8. *De l'extraction de la cataracte* dans sa capsule, 1872.
9. *Clinique ophtalmologique*, 1873.
10. *Double pupille artificielle* dans un cas de cataracte zonulaire, 1873.
11. *Du traitement chirurgical des abcès et des infiltrations* purulentes graves de la cornée, 1874.
12. *Clinique ophtalmologique*, 1875.
13. *Notes, mémoires et observations* sur les principales questions de thérapeutique et de chirurgie oculaires, 1879.
14. *Du traitement de l'ophtalmie purulente*, 1881.
15. *Des moyens d'éviter l'infection de la plaie à la suite de l'extraction de la cataracte* dans les cas de catarrhe du sac lacrymal, 1882.
16. *Le jequirity.* Nouveau traitement de l'ophtalmie granuleuse, 1882.
17. *Quelques indications précises sur l'emploi du jequirity* dans la conjonctivite granuleuse, 1883.
18. *Sur la rétinite d'origine rénale* sans albuminurie, 1883.
19. *Un cas de cécité par chorio-rétinite.* Guérison rapide. — *Du meilleur mode d'emploi du mercure* en thérapeutique oculaire, 1884.
20. *Des mesures administratives à prendre* pour éviter les dangers de l'ophtalmie purulente des nouveau-nés, 1884.
21. *Sur l'anesthésie locale* produite par le chlorhydrate de cocaïne, 1884.
22. *La scléro-iridectomie* dans le glaucome, 1885.
23. *De l'extraction simple de la cataracte* par le procédé à lambeau inférieur, 1885.
24. *Du lavage intra-oculaire. — Un compte-gouttes injecteur*, 1887.
25. *Cas remarquable d'ectasie globuleuse de la cornée*, sans complications de phénomènes glaucomateux, 1888.
26. *Deuxième contribution à l'étude de la scléro-iridectomie dans le glaucome.* Durée de ses résultats, 1889.
27. *Tuberculose oculaire. Excision d'un tubercule de l'iris suivie de succès.* 1890.
28. *Du méthyle violet en thérapeutique oculaire*, 1890.

RAPPORT

SUR LE

TRAITEMENT DES AFFECTIONS

DES

VOIES LACRYMALES

Lu au Congrès d'Ophtalmologie

Dans la séance du 4 Mai 1891

AVEC LE COMPTE RENDU DE LA DISCUSSION QUI A SUIVI LA LECTURE DU RAPPORT

PAR

Le Docteur TERSON

Chargé du Cours de Clinique ophtalmologique à la Faculté de médecine de Toulouse
Membre de la Société de médecine de Toulouse et de la Société française d'Ophtalmologie
Membre correspondant de la Société d'Ophtalmologie de Paris.

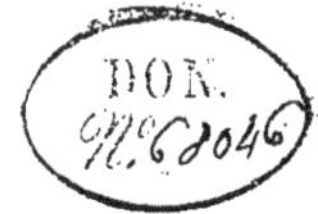

PARIS

TYPOGRAPHIE GASTON NÉE

1, RUE CASSETTE, 1

—

1891

RAPPORT

SUR LE TRAITEMENT DES AFFECTIONS

DES

VOIES LACRYMALES

La question et les généralités qu'elle comporte paraissent au premier abord bien banales : il faut cependant reconnaître que le sujet offre un intérêt considérable en thérapeutique oculaire ; car les affections des voies lacrymales, d'une grande fréquence, sont pour certains malades une sorte de tourment continuel et pour beaucoup une gêne sérieuse dans leur travail. Elles constituent quelquefois une difformité choquante et présentent surtout le danger incessant de l'existence d'un cloaque rempli de matières infectieuses au voisinage immédiat de l'œil, devenant ainsi la cause bien connue d'une infection des plus graves, à la suite d'opérations d'une exécution irréprochable ou d'une simple érosion de l'épithélium cornéen. Les habitants des campagnes, par la nature de leurs travaux, sont encore plus exposés que les ouvriers des grands centres à ces fâcheuses conséquences des affections des voies lacrymales ; et ce fait démontre la nécessité pour tous les praticiens de bien connaître les moyens de détruire ou d'éloigner promptement les germes infectieux de ces voies malades.

Sans entrer ici dans des détails historiques que vous connaissez tous, nous pouvons considérer comme établi, que la thérapeutique fit un sérieux progrès quand Anel eut l'idée si simple du lavage de l'appareil éliminateur des larmes, et mieux encore lorsque Bowman rendit plus pratique cette idée et celle du rétablissement de la perméabilité des voies par la section des conduits lacrymaux et l'emploi méthodique de sondes graduées. Cependant il existe encore, comme le démontrent les discussions qui ont eu lieu aux dernières réunions de la Société française d'ophtalmologie, certaines lacunes dans la manière de conduire le traitement. D'autre part, la méthode combinée des sondages et des injections, difficile à appliquer avec toute l'assiduité nécessaire, donne assez rarement un succès définitif et il est à désirer qu'on ajoute à ces moyens quelque chose qui abrège le traitement et assure au résultat obtenu la durée qui lui manque souvent.

Ces diverses considérations justifient certainement l'opportunité de la question que le Comité a mise à l'ordre du jour.

Les mots « *voies lacrymales* » m'ont paru indiquer qu'il devait être seulement question, dans ce travail, du traitement des affections de l'appareil excréteur ou éliminateur des larmes, à l'exclusion de tout ce qui concerne les maladies de l'appareil sécréteur, les glandes lacrymales.

Ces affections peuvent se révéler par un *simple larmoiement* plus ou moins abondant ; mais souvent aussi le larmoiement n'est qu'un épiphénomène, il peut même presque manquer ; et l'on doit considérer comme manifestations *fondamentales* l'augmentation et l'altération plus ou moins accusées des sécrétions naturelles, dues à l'infection à un degré variable de la muqueuse des voies lacrymales.

Le phlegmon du sac lacrymal et la fistule qui en est la suite ne sont, sauf les cas de lésions osseuses, que des complications provenant de causes fortuites, dont l'une des plus importantes est la migration d'éléments infectieux de la muqueuse nasale. Nous aurons donc à considérer successivement le traitement du larmoiement simple, celui du catarrhe des voies lacrymales et de ses complications.

I. — *Traitement du larmoiement simple.*

Je n'insisterai pas longuement sur le larmoiement simple. Il se lie à des causes multiples : les unes, faciles à reconnaître, exigent un traitement sur lequel aucune discussion n'est guère possible ; d'autres sont plus difficiles à apprécier et après avoir épuisé les moyens simples, on en est réduit à l'hypothèse d'une hypersécrétion glandulaire et à la recherche des moyens de diminuer celle-ci dans une juste mesure.

En ce qui concerne les causes bien connues, une simple énumération suffira pour rappeler les indications à remplir. Avant tout, il sera nécessaire d'examiner l'état de la réfraction et de combattre une cause possible d'asthénopie et de larmoiement, par la correction de toute anomalie de ce genre à l'aide de verres appropriés.

Nous ne faisons que mentionner les affections conjonctivales comme cause de larmoiement, particulièrement tenace dans les cas de trachome invétéré ; soit par propagation de l'affection granuleuse dans toute l'étendue des voies lacrymales avec coarctations cicatricielles que rien ne peut vaincre ; soit par irritation réflexe de la glande lacrymale ; soit par suite de la déviation du bord des paupières en dedans ou en dehors avec ses fâcheuses conséquences.

Viennent ensuite les lésions des points et des conduits lacrymaux, du sac lacrymal et du canal nasal qui peuvent être liées au larmoiement simple.

Je n'ai personnellement jamais rencontré *l'absence complète des points et des conduits* lacrymaux d'origine congénitale et je ne vois guère le traitement qu'on peut faire en pareille circonstance, si ce n'est l'ablation de tout ou partie de l'organe sécréteur ; car la création d'un conduit lacrymal artificiel, que j'ai tentée plusieurs fois à la suite d'oblitérations de cause traumatique, échoue d'ordinaire. L'emploi du stylet mousse conique remédie très bien à l'oblitération seulement apparente d'un point légèrement éversé et atrésié et peut ainsi faire cesser le larmoiement. Si le conduit correspondant est dévié en dehors, il faut nécessairement joindre au rétablissement de l'ouverture du point l'incision du conduit, qui devra être aussi peu étendue que possible et proportionnée au degré de la déviation.

On n'oubliera pas de joindre à l'incision des conduits la tarsorrhaphie partielle contre le relâchement sénile ou paralytique de l'orbiculaire, après avoir tenté l'emploi de l'électrisation ; on pourra même dans certains cas pratiquer la section d'un lambeau cutané vers l'angle externe, comme l'a conseillé Weber dans une communication faite au congrès médical de Bruxelles en 1875.

Quelle est la conduite à tenir si le larmoiement est provoqué par un simple rétrécissement sur le trajet des conduits lacrymaux, de l'inférieur surtout, de beaucoup le plus important ?

Si le rétrécissement siège assez près du point lacrymal, le plus simple est d'inciser le conduit. S'il existe plus loin, on pourra essayer de le dilater graduellement ; mais je suis d'avis qu'il faut se contenter d'une dilatation très modérée, que l'on renouvellera à intervalles plus ou moins rapprochés selon les cas et que le malade pourra apprendre à faire lui-même. Nous pensons qu'il est mauvais de fendre le conduit jusqu'au sac, comme Bowman le fit tout d'abord et comme Giraud-Teulon l'avait conseillé, à l'aide de son dacryotome. Il nous semble plus mauvais encore de vouloir guérir un rétrécissement du conduit en laissant une sonde *à demeure*.

Le larmoiement simple, qui est sous la dépendance d'une lésion du canal lacrymo-nasal, est lié en général à un plissement de la muqueuse, siégeant à l'entrée des conduits lacrymaux dans le sac, au niveau du repli valvulaire auquel Huscke a attaché son nom et dont l'existence est encore discutée, ou à l'entrée du canal nasal et sur son trajet. Quoique ces rétrécissements puissent n'avoir rien d'organique, on leur opposera comme aux véritables coarctations cicatricielles, suites de variole confluente ou de trachome ancien, la dilatation par la méthode de Bowman.

Quelle est la valeur réelle du sondage du canal lacrymo-nasal ? Cette valeur est incontestable ; mais, comme je l'ai déjà dit pour la dilatation des canalicules, à la condition de proportionner le volume des sondes aux dimensions des diverses parties des voies à parcourir. Si, comme cela est préférable, on passe les sondes par le conduit *inférieur* dilaté ou à peine fendu, il faut le plus souvent se contenter du n° 2 de Bowman et ne jamais dépasser le n° 3. En introduisant l'instrument par le conduit *supérieur*, le n° 3 suffira et l'on ne devra point dépasser le n° 4. Si le larmoiement ne guérit pas ainsi, il ne guérira pas davantage par l'emploi de numéros plus forts.

Il n'est pas possible de fixer la durée du traitement, même d'une manière approximative. Si le larmoiement simple demeure incoercible, s'il est la suite de lésions ou d'oblitérations cicatricielles provenant de traumatismes ayant porté sur le sac ou mieux encore sur les parties osseuses des voies lacrymales, il restera pour unique ressource d'agir sur l'organe sécréteur. Je parlerai plus loin des conditions de cette intervention.

II. — *Traitement du catarrhe chronique des voies lacrymales.*

Comme je l'ai indiqué au début de ce travail, les manifestations les plus importantes des affections lacrymales sont, à part le larmoiement, l'augmentation et l'altération plus ou moins accusées des sécrétions naturelles du sac lacrymal et du canal nasal, dues à l'infection de la muqueuse des voies lacrymales.

. L'infection, dans le catarrhe à ses degrés divers, est démontrée par l'existence de lésions anatomo-pathologiques en rapport avec l'intensité de la cause dont elles émanent. L'extrême virulence des sécrétions altérées du sac sur le tissu cornéen dépouillé de son épithélium, l'avait mise en évidence avant que les bactériologistes y eussent découvert les divers microorganismes de la suppuration.

Cette infection a presqu'exclusivement lieu par suite des rapports de voisinage et de continuité de la muqueuse lacrymale avec la muqueuse nasale. Il est fort rare que les affections les plus virulentes de la conjonctive se communiquent directement à la muqueuse des voies lacrymales ; tandis qu'il est avéré que l'infection la plus grave de ces voies s'observe chez les sujets atteints d'une conformation vicieuse des fosses nasales prédisposant à la rétention des germes et à des infections permanentes.

On observe surtout cette disposition chez les scrofuleux et les syphilitiques ; que ceux-ci présentent une simple rhinite plus ou moins grave ou des lésions plus profondes du périoste ou des os. Il y a donc nécessité absolue d'explorer le nez à l'aide du miroir rhinoscopique toutes les fois qu'il y a tumeur

lacrymale ou dacryocystite. On trouvera très fréquemment
une altération de la muqueuse ou quelque foyer de suppuration
près de l'entrée du canal nasal et du cornet correspondant.
Le traitement galvano-caustique de l'affection nasale est
ici indispensable simultanément avec celui du sac lacrymal.

Il est généralement admis aujourd'hui que les obstacles au
cours des larmes, comme au passage de la sonde exploratrice,
siégeant à l'embouchure des conduits lacrymaux dans le sac
lacrymal ou plus bas à l'entrée et sur le trajet du canal nasal,
sont dus (sauf exceptions), une fois l'infection de la muqueuse
établie, à une sorte de plissement d'apparence valvulaire de
la muqueuse ou à son gonflement inflammatoire plutôt qu'à
de véritables coarctations cicatricielles ; ce qui enlève une
grande partie de sa valeur à la stricturotomie ou à l'idée de
dilater *à outrance* les voies obstruées.

Ce rétrécissement, conséquence du boursouflement de la
muqueuse, diminuant le calibre de la portion de l'appareil
lacrymal enserrée dans une enveloppe osseuse inextensible,
n'en est pas moins l'agent principal de l'accumulation et de
la stagnation des liquides sécrétés par la muqueuse infectée
de la partie de l'appareil éliminateur libre de tout contact
osseux dans sa région antérieure : de là, une altération
toujours plus grande des sécrétions et la dilatation progressive du sac lacrymal, causes nouvelles de stagnation et d'infection.

De ces propositions *fondamentales*, il résulte que l'indication principale à remplir pour rompre ce cercle vicieux trop
évident, est de combattre par tous les moyens *la cause première* de l'infection de la muqueuse lacrymo-nasale et la *stagnation* des liquides dans le sac distendu.

La méthode de cathétérisme de Bowman, unie aux injections détersives d'après le procédé ancien d'Anel, jouissait
d'une grande vogue, il y a encore peu de temps. Mais on s'est
aperçu que l'emploi des sondes volumineuses aggravait la
situation des malades et que l'incision trop étendue des
conduits lacrymaux, que l'on croyait à tort nécessaire pour le
passage des grosses sondes, laissait souvent subsister
un larmoiement rebelle à tous les moyens. Ces inconvénients
joints aux heureux effets des antiseptiques en chirurgie géné-

rale, ont peu à peu conduit les praticiens à repousser, *dans les cas ordinaires*, l'emploi des grosses sondes et à s'en tenir à l'usage de sondes creuses d'un petit calibre, permettant un lavage prolongé des voies lacrymales infectées, à travers les points dilatés ou à peine fendus.

La question de l'antisepsie appliquée aux différentes phases des affections qui nous occupent n'est pas encore bien résolue. L'acide borique, très utile en lavages, n'est qu'insuffisamment antiseptique. L'huile de vaseline iodoformée incommode toujours les malades. Les antiseptiques puissants, d'une action bactéricide certaine, irritent notablement le canal lacrymal. C'est qu'ils n'agissent pas comme en chirurgie générale sur des surfaces de tissus suppurants : il y a ici un tissu muqueux, à cellules muqueuses et à cryptes épithéliales, sur lesquelles s'exerce leur action irritante. Les irrigations auront donc une durée prolongée et il faudra se servir de solutions faibles ; mais on devra avant tout tâcher d'éviter la réinfection perpétuelle des voies lacrymales en attaquant vigoureusement le foyer nasal.

Dans les cas de catarrhe intense avec dilatation prononcée du sac, l'usage qui a prévalu est d'inciser le point lacrymal supérieur avec le couteau boutonné de Weber et même le ligament palpébral interne. C'est ce que Stilling appela la stricturotomie, en l'exécutant au moyen de son couteau spécial poussé jusqu'au fond du canal nasal, et c'est en réalité une large scarification de la muqueuse souvent d'ailleurs très utile. Ce moyen permet une désinfection rapide des voies lacrymales et, aidé d'irrigations prolongées, il supprime, pour quelque temps au moins, le dangereux cloaque qui existait au voisinage immédiat de l'œil.

L'incision large du conduit supérieur rend aussi presque impossible, par l'évacuation facile des matières infectieuses, l'apparition soudaine de ces violents phlegmons du sac, qui exercent sur le moral des malades une action si déprimante. Elle donne une atténuation certaine et rapide du mal, une sorte de demi-guérison ; mais elle désorganise encore plus le délicat appareil qui sert à l'élimination des larmes que ne l'avait fait la maladie elle-même.

Pour être complet au point de vue des méthodes actuelles

destinées à rétablir un passage facile des sécrétions à travers
le canal nasal, je devrais parler des sondes à *demeure*, à
crosse ou autres, destinées à remplacer le clou et autres engins
de dilatation oubliés depuis longtemps. Qu'il me suffise de
dire que le courant de l'opinion n'est plus là; pas plus que
dans la trépanation de l'unguis.

Donnons cependant une mention spéciale à l'électrolyse,
préconisée en particulier par M. Gorecki. Les accidents qu'on
lui a imputés tiennent surtout à l'application dans les voies
lacrymales de la sonde correspondant à l'électrode positive.
Les partisans de la méthode reconnaissent eux-mêmes que
dans ces cas la production d'une eschare sèche, profonde,
rend quelquefois difficile le retrait de la sonde et doit nécessairement produire d'importantes rétractions cicatricielles.
L'électrode négative doit donc être soigneusement réservée à
l'application de la sonde dans les voies lacrymales et l'on
obtiendra ainsi, paraît-il, une eschare superficielle qui ne
saurait gêner le retrait de l'instrument et ne risque pas d'avoir
un effet excessif.

En résumé, le système combiné des sondages et des injections, excellent *en principe*, joint à la cautérisation du cornet
nasal inférieur, guérit un certain nombre de malades, et rend
tolérable l'état d'un nombre égal peut-être sans les guérir;
mais il en laisse un tiers au moins aussi larmoyants et quelquefois plus qu'ils ne l'étaient précédemment. Souvent même
l'emploi des sondes appliqué à des voies lacrymales à peu près
saines, chez des malades atteints de larmoiement simple, a pu
être suivi de nombreux inconvénients et d'infections opératoires, les sondes étant rarement maintenues aseptiques.

Comment sortir de cet état de choses que je me suis permis
de signaler à la dernière réunion du Congrès d'ophtalmologie?
Lorsque les voies lacrymales sont bien perméables et qu'il
persiste *sans sécrétion morbide* un larmoiement intense, il est
inutile, pour ne pas dire plus, de continuer indéfiniment à
sonder et à injecter, comme on le voit faire encore trop
souvent. Il faut sortir de la routine et chercher ailleurs que
dans l'organe éliminateur des larmes un remède plus radical.
Nous pouvons, plus d'une fois d'ailleurs, avoir mal interprété
la cause originelle du larmoiement; car nous manquons d'élé-

ments précis pour juger avec certitude si celui-ci tient à un défaut de l'appareil éliminateur, ce qui a été signalé en particulier chez des ataxiques, ou au contraire à une hypersécrétion de la glande lacrymale.

L'appareil excréteur joue-t-il le rôle si important qu'on lui a attribué? Il n'est pas douteux que son catarrhe influe sur la sécrétion lacrymale et l'augmente. Mais dans le larmoiement simple, suffit-il de rétablir par des sondes le trajet normal pour rendre aux larmes leur cours naturel? Même dans ces cas-là, les voies excrétoires paraissent bien insuffisantes, si l'on songe à la physiologie normale de l'appareil excréteur; à son impuissance à accaparer le moindre excès de larmes; à son rôle qui se réduit en définitive à canaliser et à absorber par capillarité le peu de sécrétion qui a échappé à l'évaporation; à la déviation rapide que lui impose l'affaiblissement de l'orbiculaire. Il ne faut donc pas s'étonner de voir une partie seulement des malades guérir, tandis que, chez les autres, les phénomènes d'hypersécrétion lacrymale restent non influencés par le seul rétablissement des voies d'excrétion. C'est donc à la partie sécrétoire qu'il sembla naturel dans ces derniers temps de s'adresser, et à la partie sécrétoire complète, composée de deux glandes, *dont aucune n'est négligeable*, ce qui est le point nouveau de la question.

En 1843, Bernard avait déjà proposé l'extirpation de la glande lacrymale orbitaire, souvent reprise depuis, en même temps que la destruction du sac. Mais malgré les merveilles de l'antisepsie, l'extirpation de cette glande pratiquée à travers la peau du sourcil, au milieu d'un écoulement de sang assez abondant, n'est pas sans présenter des inconvénients sérieux. On a indiqué la section possible d'une partie du releveur de la paupière suivie d'un ptosis difficile à corriger. Divers opérateurs (Badal, Truc) ont signalé l'insuffisance relative de l'opération au point de vue de la suppression du larmoiement, qu'il faudrait attribuer à la présence de quelques lobules glandulaires échappés à l'excision, et à l'impossibilité d'enlever en même temps la portion palpébrale de la glande, dont l'importance a été bien établie par Tillaux et d'autres anatomistes.

L'extirpation de la glande orbitaire pour la cure du larmoiement, par son importance même, semble donc dépasser le but et *ne l'atteint pas* d'une manière certaine quand elle n'est suivie d'aucun accident. Elle se vulgarisera difficilement, croyons-nous, malgré les efforts très louables d'ailleurs de notre collègue M. Truc (de Montpellier) et de ses élèves.

Nous n'avons pas de documents nouveaux à apporter à l'étude de la physiologie *distincte* de la glande palpébrale. La discussion qui a eu lieu en février 1890 à la Société d'ophtalmologie de Paris, à la suite d'une communication de notre collègue Chibret, prouve du reste que, comme toujours, les avis diffèrent. L'anatomie comparée montrerait que la glande palpébrale n'existe guère que chez l'homme, ce qui semblerait indiquer qu'elle a une action *lacrymale* des plus évidentes, venant doubler l'action *muqueuse* lubrifiante simple de la glande orbitaire commune aux autres espèces animales et que, par conséquent, la glande palpébrale est un facteur très actif dans les phénomènes du larmoiement. Du reste, plusieurs opérations doubles, ayant donné un succès complet, semblent appuyer cette manière de voir.

M. de Wecker a fait au Congrès d'Heidelberg en 1888, une communication sur les heureux effets de l'excision de la portion palpébrale de la glande lacrymale dans les cas de larmoiement rebelle. Je n'avais pas encore pratiqué cette opération au moment où je pris la parole, l'année dernière, dans la discussion qui suivit la communication de M. Gillet de Grandmont. Il me semblait que l'excision d'une partie en apparence minime de la glande, en laissant intacte sa portion orbitaire, ne pouvait avoir un résultat constant. J'ai, depuis, ainsi opéré six malades et je dois déclarer, comme notre collègue Chibret l'a fait pour la seconde fois dans un récent article de la *Revue générale d'Ophtalmologie*, que le résultat de l'excision de la glande palpébrale est vraiment remarquable.

Si, comme l'a d'abord indiqué M. Badal, il fallait aller chercher les lobules agglomérés de la glande palpébrale par une incision de la paupière, en traversant couche par couche des tissus très vasculaires, on aurait plus d'une fois sans doute de la peine à mener l'opération à bonne fin. Mais en procédant par la conjonctive, on parvient d'ordinaire à bien découvrir la glande et à la saisir tout entière. Cela est pourtant plus difficile quand l'œil est profondément placé dans l'orbite. Une bonne érigne à deux ou trois dents assez rapprochées, formant râteau en quelque sorte, vaut mieux alors, je crois, que la pince à double mors assez espacés, qui sert à l'excision des culs-de-sac de la conjonctive dans le trachome d'après le procédé de M. Galezowski, pince dont M. Chibret a tout récemment conseillé l'usage. Le manuel opératoire demande donc encore à être réglé d'une manière plus précise et qui devienne définitive. Il y a une limite à ne pas franchir : dès qu'on veut remonter un peu trop vers le haut de l'orbite pour être certain de ne rien laisser de la glande palpébrale, on s'expose à voir persister après l'opération un faible ptosis partiel de la paupière qui serait encore assez disgracieux : on doit avoir présent à l'esprit de ménager avec soin l'attache du releveur pour éviter, quoiqu'à un bien moindre degré, l'inconvénient si justement reproché à l'extirpation totale de la glande orbitaire.

A mesure que l'expérience aura de plus en plus démontré l'innocuité de l'opération, il sera permis de rechercher avec soin les indications qui devront la faire adopter *d'emblée*, quand les malades ne peuvent ou ne veulent accepter les ennuis et les charges d'un long traitement, trop souvent inutile.

L'ablation de la glande orbitaire ne doit point être repoussée de parti pris, mais elle ne devra jamais être pratiquée qu'en dernière ressource. Nous retournons ainsi l'ancienne proposition qui consistait à commencer par l'opération palpébrale.

Si l'on accepte que dans l'ablation de la glande palpébrale on sectionne en même temps la majeure partie des conduits excréteurs de la glande *orbitaire* qui la traversent, on peut comprendre comment l'œil où la portion orbitaire a été enlevée seule, peut encore pleurer (Castagné, *Montpellier médical*), *tant que la portion palpébrale a été conservée;* tandis que l'œil où la glande palpébrale a été enlevée seule, *se trouvant privé en même temps des conduits excréteurs de la glande orbitaire,* ne pleure plus ou à peu près. Celle-ci doit se trouver dans des conditions d'atrophie progressive pure et simple, comme l'a dit M. Parent, et n'est pas plus le siège d'une rétention lacrymale, qu'un testicule à épididyme oblitéré n'est le siège d'une rétention spermatique. Les faits d'ailleurs parlent plus haut que les théories et ils sont déjà assez nombreux pour rallier à cette pratique l'opinion générale.

Il est bien entendu qu'en raison même de l'état préalable des voies lacrymales, il y a lieu de s'entourer des plus grandes précautions antiseptiques. On éloignera ainsi toute crainte d'infection du tissu cellulaire de l'orbite, qui a été signalée comme possible à la suite de l'extirpation de la glande orbitaire. Je n'ai rien observé d'inquiétant après mes opérations.

III. — *Traitement des complications du catarrhe des voies lacrymales.*

Lorsque la sécrétion du sac prend un aspect *franchement purulent* et qu'on est certain que le foyer primitif de l'infection siégeant dans le nez est supprimé, si de longues irrigations ne modifient pas rapidement cet état de choses, il peut être très utile de faire à plusieurs reprises une injection modificatrice avec une solution un peu concentrée de nitrate d'argent. Il est bien évident qu'il s'agit de cas où les voies sont parfaitement perméables.

Quant à la dacryocystite accompagnée d'une oblitération osseuse par hypertrophie du cornet inférieur ou seulement de la muqueuse de l'orifice inférieur du canal nasal, la première indication à remplir est de chercher à rétablir le passage sous peine d'un échec de tous les moyens d'irrigation ou de désinfection. C'est pour ces cas particulièrement que l'ophtalmologiste devrait être aussi rhinologiste ou partager le traitement avec un spécialiste de ce genre.

L'insuccès de cette tentative entraînera la nécessité de la destruction du sac par curettage ou extirpation. Il en sera de même dans les cas de *dilatation considérable du sac* (mucocèle). Ici, de toute évidence, il faut agir sur l'excès de volume du sac; et l'on peut être amené à pratiquer l'extirpation partielle ou totale, unie ou non à la cautérisation ignée ou obtenue par des agents chimiques.

C'est au clinicien à juger, selon le degré de distension du sac et l'aspect de la sécrétion, si les moyens simples peuvent encore réussir ou s'il est nécessaire d'employer les agents destructifs d'un organe devenu tout à fait impropre à remplir son rôle physiologique. Je ne crois pas devoir juger les méthodes destructives diverses que vous connaissez tous.

Le *phlegmon* du sac exige un débridement immédiat qui ne peut présenter le moindre inconvénient, même s'il est pratiqué tout à fait au début du mal. En y joignant la section du ligament palpébral interne, on guérit rapidement la *fistule lacrymale* qui n'est pas causée par une carie osseuse. Contre les *fistules capillaires* anciennes, la cautérisation ou l'excision de la fistule s'impose. Je me suis bien trouvé de l'emploi d'un petit vermicelle de pâte de Canquoin introduit dans le trajet fistuleux dilaté, selon l'indication qu'en a, je crois, donné le premier M. Monoyer. J'ai observé chez deux enfants jumeaux une fistule lacrymale capillaire d'origine probablement congénitale ; mais je n'ai pu m'assurer si le canal nasal était ou non perméable ou faisait défaut.

Lorsqu'il existe une complication osseuse amenant des récidives fréquentes, il faut faire avec soin la destruction du sac au thermo-cautère.

Il nous faut enfin mentionner pour être complet les *affections générales*, tuberculose, syphilis, qui peuvent retentir sur l'appareil lacrymal et nécessitent un traitement général en rapport avec l'étiologie des lésions. La syphilis héréditaire peut être la cause des dacryocystites congénitales qu'on observe chez les tout jeunes enfants ; mais cette origine n'est pas constante et la guérison a lieu souvent par la simple compression répétée du sac.

En résumé, nous avons vu dans les affections des voies lacrymales deux grandes classes : d'abord, le larmoiement simple, coexistant souvent avec des déformations des canalicules, paraissant d'autres fois en rapport avec des troubles musculaires dérangeant l'équilibre de l'appareil excréteur, pouvant peut-être même dans certains cas correspondre à une suractivité de la glande. Nous avons montré que le sondage peut donner souvent de bons résultats, mais que dans les cas rebelles ou dans ceux où un long traitement est impossible, il faut s'adresser à l'organe sécréteur, et d'abord à la portion palpébrale.

Nous avons en second lieu étudié le larmoiement compliqué catarrhal, lié à une infection microbienne nasale. Nous avons vu que le traitement seul par les sondes donnait dans ces cas de médiocres résultats et pouvait même perpétuer l'infection. Nous avons passé en revue les agents de désinfection de ces milieux microbiens et nous avons trouvé que l'antisepsie donnait ici des résultats inférieurs à ceux qu'elle assure en chirurgie générale : qu'elle constituait néanmoins un progrès; mais que le larmoiement d'irritation, qui persistait souvent avec sa cause, réclamait ici encore chez un certain nombre de malades la suppression de l'organe sécréteur.

J'émets en terminant le vœu que, dans la réunion d'aujourd'hui, la Société française d'ophtalmologie formule des conclusions *précises*, qui puissent servir de guide à tous les praticiens dans la question si controversée du traitement des affections des voies lacrymales.

<hr>

DISCUSSION

QUI A SUIVI LA LECTURE DU RAPPORT

M. Trousseau. — Il semble peu aisé de dire quelque chose d'utile après l'excellent rapport de M. Terson, j'oserai pourtant quelques observations.

Si nous échouons souvent dans le traitement des maladies lacrymales, c'est faute d'un diagnostic précis. Le plus souvent, le chirurgien passe des sondes, sans s'occuper de la position des points, de la perméabilité des canalicules. Ces deux organes, quand leur position est anormale, sans que les paupières soient déviées, sont justiciables de l'incision et d'opérations appliquées dans leur voisinage immédiat : telles les incisions de la lèvre postérieure de la gouttière formée par l'incision des points, inaugurées par Critchett; telles les résections de la muqueuse conjonctivale suivies de sutures destinées à ramener en arrière points et canalicules.

Les oblitérations des canalicules peuvent être persistantes

malgré les incisions répétées. J'ai soigné une jeune fille dans cette situation, chez laquelle il a fallu recourir à l'ablation de la glande lacrymale, d'ailleurs suivie de succès.

On doit faire avec soin le diagnostic différentiel entre les dacryocystites vraies et les ostéo-périostites de la région qui ne guérissent que par le raclage des fongosités et les opérations faites sur les os.

M. Terson attribue les dacryocystites des nouveau-nés à la syphilis héréditaire. Malgré nos études sur ce point, je n'ai pas toujours trouvé cette relation. Pour moi, ces dacryocystites sont toujours d'origine nasale. On les guérit, sans cathétérisme, par des injections nasales.

J'ai eu à soigner deux fistules lacrymales congénitales chez deux jumelles. Chez la première, j'ai eu un excellent résultat par des cautérisations au galvano-cautère; chez la deuxième, j'ai échoué par ce moyen et d'autres plus compliqués. Il faudrait être fixé sur le meilleur traitement de ces fistules.

M. PARINAUD. — D'après les tendances actuelles, on considère l'infection comme la raison majeure et même unique des affections lacrymales; je crois que le rétrécissement, l'obstacle mécanique, qui succède, si l'on veut, à cette infection et qui l'entretient, joue un rôle qui n'est pas à laisser de côté. C'est pourquoi je suis d'avis de conserver l'habitude de débrider, au moins légèrement, l'orifice du point lacrymal au lieu de le dilater simplement, comme certains le préconisent.

De plus, pour guérir la dilatation passive du sac, qui n'est pas un des moindres obstacles au cours des larmes, je me sers de la cautérisation à la pâte de Vienne, dont je limite l'action sur la peau avec un petit tube de verre.

M. GRANDCLÉMENT. — Pour comprendre les différences et les échecs des nombreux traitements proposés dans les maladies des voies lacrymales, il faut se reporter du côté des voies urinaires. Dans les maladies des voies lacrymales de même que dans les maladies des voies urinaires, lorsqu'il n'existe qu'un rétrécissement sans catarrhe, le cathétérisme guérit vite et bien, si la coarction n'est pas cicatricielle et rétractile; sinon il faut répéter le sondage souvent, absolument comme dans les rétrécissements mauvais et cicatriciels de l'urètre.

Mais lorsque le rétrécissement se complique d'un catarrhe plus ou moins grave du sac lacrymal, il est nécessaire de combiner alors avec le cathétérisme les injections détersives et antiseptiques ; et même alors avec cette double intervention, on échoue souvent. C'est alors que j'emploie et que j'apprends au malade à pratiquer une manœuvre simple et facile, c'est la *compression énergique et fréquente du sac lacrymal avec accompagnement de massage*. J'engage le malade à répéter cette opération avec le doigt (index ou pouce), vingt à trente fois et plus, chaque jour.

Elle vient très heureusement aider tous les procédés de traitement. J'ai même vu des malades pusillanimes, refusant toute espèce d'opération, améliorer suffisamment leur situation avec ce simple procédé.

On comprend facilement ces bons effets ; car la compression et le massage ont alors deux résultats très précieux : 1° ils chassent sans cesse du sac les larmes et le mucus purulent qui constituent un bouillon de culture excellent pour la population des micro-organismes, et qui aggrave sans cesse le catarrhe ; 2° enfin et surtout, cette manœuvre doit rendre au sac une partie de son élasticité que lui ont enlevée le catarrhe et l'accumulation des produits de sécrétion.

M. Gillet de Grandmont. — J'adresserai d'abord mes félicitations au rapporteur pour sa magistrale exposition du traitement des affections des voies lacrymales ; il me semblait que j'avais le plaisir d'assister à la première leçon du professeur.

Dans ce rapport, un coup violent a été porté à cette pratique que j'ai attaquée à notre dernier Congrès et qui consiste à ouvrir toujours, d'emblée, sans diagnostic préalable, les points lacrymaux très largement et à passer des sondes de plus en plus volumineuses. Je le répète ici, cette méthode surannée de traitement est le plus souvent inutile et presque toujours nuisible. On fait aussi bien et mieux le sondage des voies lacrymales par les injections antiseptiques, par une veine liquide que par les sondes métalliques.

Deux mots au sujet des causes de la suppuration des voies

lacrymales. Ces voies constituent en réalité un canal dont un des orifices communique avec le cul-de-sac conjonctival, et l'autre avec la muqueuse nasale. C'est tantôt de l'œil, tantôt du nez que viennent les éléments de la suppuration: mais toujours celle-ci a pour cause la pénétration des *micrococci pyogenes*. On sait, en effet, qu'une foule de micro-organismes vivent en permanence dans le cul-de-sac; or, qu'une conjonctivite se déclare, les sécrétions sont plus épaisses; elles s'engagent dans le sac, y séjournent et deviennent d'excellents bouillons de culture. Dans le cas de rhinite, le processus n'est plus tout à fait le même, c'est alors la muqueuse des cornets qui infecte celle des voies lacrymales ou qui, gonflée, obstrue l'orifice nasal d'où il résulte que les larmes deviennent encore le bouillon de culture.

Il n'y a donc qu'un seul traitement de la suppuration des voies lacrymales, c'est le traitement par les antiseptiques.

M. DE WECKER. — Je n'aurais pas pris la parole dans ce débat qui menace d'être fort long, si mon ami Terson ne m'avait pris à partie dans son excellent rapport. Il dit : « L'ablation de la glande palpébrale doit être mieux réglée, » donc elle a été mal réglée par moi en la présentant au dernier Congrès international. Rien n'est en réalité plus facile que d'enlever par un délabrement plus étendu toute la glande palpébrale.

Si vous voulez renverser avec les pinces qui servent à retourner la paupière ainsi qu'on le fait pour le brossage du cul-de-sac, vous pouvez mettre aisément à nu la glande palpébrale, mais agirez-vous alors avec prudence ? J'ai voulu recommander une opération très simple, ne laissant aucune trace et évitant surtout un ptosis partiel de la partie externe de la paupière supérieure, fort disgracieux. Lorsque j'ai présenté l'ablation de la glande palpébrale en 1888, j'avais déjà fait cinquante ablations; depuis, le chiffre s'en est notablement accru. Jamais je n'ai eu même le moindre gonflement inquiétant de la paupière, en me servant, bien entendu, de l'antisepsie la plus rigoureuse. Je n'ai pas assisté à la séance de la Société d'ophtalmologie où M. Chibret a recommandé cette opération. A cette occasion, un confrère, peu favorable aux choses nouvelles, a signalé et cela non dans l'intention de recommander l'ablation de la glande palpébrale, un cas de mort qui aurait suivi cette ablation. Il y a ici erreur absolue, il s'agissait dans le cas mentionné par un confrère étranger non d'une ablation de la glande palpébrale, mais bien d'une extirpation de la glande orbitaire.

J'aurai encore un mot à dire concernant la remarque de M. Despagnet. Nous ne professons nullement l'ablation de la glande palpébrale, ainsi que le pense notre collègue, dans le cas de tumeur ou de catarrhe lacrymal. Ces affections, comme les dicryocystites en général, ne sont en quelque sorte pas du domaine de l'ophtalmologiste, mais bien plus du rhinologiste. L'ablation de la glande lacrymale n'est recommandée que dans les cas de *persistance* de larmoiement après sondage prolongé, mais où il n'y a aucune infection de la muqueuse des voies éliminatrices. Le nombre des cas qui répondent à cette indication est encore suffisamment considérable pour justifier l'introduction d'un mode radical de traitement de ces larmoiements si gênants.

M. Pechdo a peu de chose à ajouter au remarquable travail du Dr Terson. Il regrette seulement que celui-ci n'ait rien dit sur l'hygiène générale et le traitement de l'état constitutionnel qui ont un effet certain sur le développement des affections des voies lacrymales.

Nos devanciers, pour qui la science bactériologique n'existait pas, ajoutaient plus d'importance aux causes occasionnelles et au traitement antiscrofuleux. Il ne faudrait pas que l'étude des microbes nous fît négliger ce qu'il y a d'exact et d'utile dans les considérations physiologiques. Il est certain par exemple que les logements humides sont une cause fréquente de catarrhe habituel des fosses nasales et par suite du sac lacrymal, où s'établit ainsi un milieu favorable, un bouillon pour les microbes.

Je crois, en effet, que l'infection microbienne des voies lacrymales est souvent consécutive au catarrhe au lieu de le précéder.

En second lieu, je ne crois pas nécessaire de faire la destruction, au thermo-cautère, du sac, comme le propose le rapporteur, lorsque le malade a déjà subi des atteintes de kératite infectieuse grave.

. Un œil qui a déjà subi une kératite infectieuse et qui n'y a pas succombé est à l'abri d'une nouvelle kératite microbienne grave. C'est une cornée vaccinée sur laquelle les microbes n'auront presque plus de prise. Une nouvelle kératite infectieuse se limitera et guérira presque spontanément, pourvu qu'un traitement brutal n'aille pas aggraver la maladie primitive.

M. Vignès. — Je ne m'arrêterai pas sur le traitement des affections des voies lacrymales symptomatiques de lésions, voisinages ou annexes, et je me bornerai à exposer quelles sont les méthodes dont j'ai eu le plus à me louer dans les cas nombreux de larmoiement dont la pathogénie reste obscure et la résistance aux pratiques que nous croyons les plus rationnelles est parfois désespérante.

J'envisagerai les trois points suivants:

1° Le malade est simplement atteint de larmoiement;

2° La dilatation du sac s'ajoute au larmoiement;

3° Le contenu du sac dilaté est muco-purulent ou purulent.

Dans le premier cas, je me limite à la dilatation des points et conduits lacrymaux à l'aide d'un stylet conique ou, si besoin en est, je passe des sondes dans le canal nasal, à travers les canalicules dilatés comme je viens de le dire.

J'emploie exclusivement les n°ˢ 2 et 3 de la série de Bowman suffisants en tous les cas. Je laisse la sonde en place durant un quart d'heure ou vingt minutes, et j'espace de un à plusieurs jours les séances de cathétérisme.

Avant et après l'introduction de la sonde, je fais un lavage avec une solution de naphtol β à 1/2500° à l'aide d'une seringue en verre armée d'une canule de forme conique et de dimensions semblables à celles du stylet. Cette canule percée seulement d'un œillet latéral est mousse à son extrémité : elle pénètre plus aisément que celle d'Anel et respecte davantage les parois canaliculaires.

Je réserve aux seuls cas d'éversement léger de la paupière et des tubercules lacrymaux, l'incision des canalicules que je pratique très petite.

2° Lorsque le sac est légèrement dilaté, l'emploi des moyens précités peut amener la guérison ; plus souvent, il faut recourir à des procédés plus énergiques dont je parlerai tout à l'heure. Dans ces cas, j'ai voulu utiliser le pouvoir modificateur des solutions de nitrate d'argent. Deux fois seulement, j'ai obtenu par l'instillation d'une solution au 1/50°, des résultats satisfaisants. Est-il besoin, au reste, d'insister sur la difficulté de modifier de la sorte les nombreux replis de la muqueuse du canal nasal qui, par inflammation catarrhale ou infectieuse, s'oppose à la filtration lacrymale?

3° Si la dilatation du sac est plus considérable, et surtout si son contenu est muco-purulent, c'est une modification plus profonde de sa paroi qu'il faut rechercher.

Longtemps, j'ai à l'exemple de M. Landolt (compte rendu de sa clinique pour 1878), ouvert le sac par excision des canalicules supérieur et inférieur et touché sa surface interne à l'aide d'un stylet terminé par une perle de nitrate d'argent fondu. Le traitement se continue les jours suivants par des lavages antiseptiques et des cathétérismes répétés.

J'ai abandonné cette méthode douloureuse, susceptible de provoquer parfois une réaction assez vive des tissus voisins, et infidèle, et je lui préfère de beaucoup la destruction du sac par le fer rouge, pratiquée depuis fort longtemps et défendue par M. Panas.

L'amélioration ne se fait pas attendre et les résultats obtenus sont des meilleurs.

Les malades ainsi traités, lorsqu'ils ne sont pas exposés à des causes d'hypersécrétion, telles que l'action du froid, des poussières, etc., ne larmoient plus.

L'interprétation de ce résultat ne laisse pas que d'être très embarrassante : permettez-moi de vous donner celle que je m'en suis faite.

Probablement, comme l'observait, il y a un instant, M. Terson, l'évaporation joue un grand rôle dans l'excrétion des des larmes et y suffit à l'état normal, le fonctionnement des canalicules ne prenant quelque importance qu'alors que les paupières sont closes.

Dans les états pathologiques du sac, la sécrétion s'exagère par irritation réflexe de la glande et l'action de l'évaporation devient insuffisante, d'où le larmoiement. Les résultats si appréciables qui suivent la cautérisation ignée s'expliquent par la suppression de cette cause d'irritation.

Les expériences de Magendie sur le pouvoir sécréteur du nerf lacrymal, et ce fait anatomique que les nerfs du sac et de la glande sont des filets du rameau de Willis, justifient cette hypothèse.

M. Galezowski. — Je ne puis que m'associer complètement à l'opinion émise par tous les membres du Congrès, que le rapport de M. Terson est des plus complets et des plus intéressants. Deux points seulement n'ont pas été analysés dans ce travail, que je me propose de relever. Le premier, c'est l'examen des symptômes du début de la maladie, pour la combattre avant que les accidents se produisent.

Comment reconnaître ces symptômes du début? Il faut savoir que, dans un très grand nombre des cas, comme je le démontre par mes statistiques, il n'y a du larmoiement que sous l'influence de quelques causes irritantes, tandis que dans la vie habituelle le larmoiement n'existe pas. Examinez, Messieurs, les symptômes du début d'affections des voies lacrymales, parmi lesquels il y a de la photophobie, de la conjonctivite rebelle, même des troubles visuels avec cercles d'arcémies apparaissant au pourtour des foyers lumineux. Chez une malade même, j'ai guéri une irritation des yeux, accompagnée de photophobie, d'asthénopie, en dilatant les voies lacrymales, avant qu'elles soient obstruées.

Le deuxième point sur lequel j'insiste, c'est la dilatation de l'entrée du canalicule dans le sac lacrymal sans entrer dans le canal nasal. Examinez ces malades au début du mal, et vous verrez qu'il n'y a point de lésion dans le sac ni le canal nasal. Chez un grand nombre de malades, c'est un spasme des fibres musculaires entourant l'entrée du canalicule dans le sac, qui se produit chez eux, de ces fibres musculaires qui sont si bien décrites par le professeur Sappey. Et alors, j'incise le point lacrymal inférieur, et je fais la dilatation progressive de l'ouverture du canalicule, à l'aide des sondes olivaires, depuis le n° 2 jusqu'au n° 6. Dans des affections chroniques au contraire des voies lacrymales, il arrive souvent que les sondes de petit volume restent longtemps sans efficacité, tandis que en introduisant à de longs intervalles, pour 10 ou 15 minutes, mes nouvelles sondes olivaires, n° 10 au n° 12, j'arrive à abréger la durée de traitement et je fais cesser le larmoiement.

M. CHEVALLERAU. — Depuis trois ans, j'ai observé quatre cas de dacryocystite congénitale ; dans tous ces cas, il s'agissait d'enfants de quelques mois chez lesquels l'affection avait débuté comme une ophtalmie purulente des nouveau-nés, et même, pour l'un deux, avait été soignée comme telle par un de nos confrères les plus expérimentés. Dans ces quatre cas j'ai fait un petit débridement du canalicule lacrymal inférieur, suffisant pour passer une sonde n° 1. Dans le premier cas, j'ai dû faire plusieurs tentatives avant de pouvoir passer la sonde, puis un jour j'ai forcé, j'ai dû vaincre un obstacle, ma sonde a passé et de ce jour le larmoiement a complètement disparu pour ne plus revenir.

Dans les trois autres cas, instruit par cette expérience, j'ai, sentant de nouveau un obstacle, poussé fortement ma sonde pour la ponction ; dans deux de ces cas, un seul cathétérisme a suffi ; dans le dernier, j'ai dû répéter le cathétérisme plusieurs fois avant d'obtenir la guérison définitive.

Chez ces quatre enfants, il n'y avait ni scrofule, ni trace de syphilis congénitale. J'ai attribué ces quatre cas de dacryocystite à une imperforation congénitale des voies lacrymales.

J'ajoute que chez deux de ces enfants l'accoucheur avait fait pendant plusieurs semaines un traitement antiseptique, par des compresses et des collyres, qui n'avait donné aucun résultat.

M. WICHERKIEWICZ. — Je suis content de pouvoir affirmer ce qu'a dit M. Galezowki à savoir, que le larmoiement a sa cause non rarement dans le spasme de muscle ; dans ces cas-là un seul sondage suffit pour supprimer l'affection.

Il y a un autre point sur lequel je voudrais insister. D'après mon expérience, il y a très souvent un rapport entre les affections lacrymales et la syphilis héréditaire, du moins j'ai pu constater cela. Je viens de traiter un cas qui était très instructif sous ce rapport. Une fillette de quatre ans, traitée pendant la durée d'une année à cause d'une blennorrhagie des sacs lacrymaux sans presque aucun effet, reçoit après ce temps une kératite parenchymateuse de l'autre œil. Supposant et après avoir constaté une trace syphilitique, je soumis l'enfant à un traitement spécifique, qui a non seulement guéri la kératite, mais encore l'affection lacrymale sans que, à cause de celle-ci, ait été appliqué un médicament à part.

M. le Dr Coppez. — Tout en rendant hommage au beau travail de M. Terson, je tiens à attirer son attention sur deux points. D'abord sur le traitement des tumeurs congénitales des nouveau-nés que l'on confond presque toujours avec l'ophtalmie purulente des nouveau-nés. J'ai eu à traiter plusieurs de ces cas : je fis d'abord le cathétérisme de Bowman dès les premiers cas, sans résultat; puis, dans un autre, l'incision du sac et sa cautérisation avec le nitrate acide de mercure; dans ce cas, comme dans les premiers, je n'obtins aucun résultat favorable. Chez les enfants vivant encore aujourd'hui, il persiste toujours un larmoiement. Le véritable traitement m'a été inspiré par l'exemple d'une garde-couche qui guérit rapidement une tumeur lacrymale par la succion du nez de l'enfant. Dans les cas que j'ai observés plus tard, je me contentai de faire la compression de la tumeur du sac avec le pouce. En quelques jours, ces tumeurs avaient disparu et chez ces enfants actuellement âgés de cinq à douze ans, personne ne pourrait dire qu'ils ont été atteints d'une tumeur lacrymale.

M. Critchett père avait depuis longtemps attiré l'attention des praticiens sur le rapport des conjonctivites des enfants avec les tumeurs lacrymales qu'il rattachait à tort à la conjonctivite ; car les conjonctivites ne sont que symptomatiques de ces tumeurs.

Je tiens en second lieu à attirer l'attention de nos confrères sur les dangers qu'il y a à ouvrir les tumeurs lacrymales aiguës par le point supérieur. Deux fois j'ai vu cette tentative aboutir à un phlegmon de l'orbite qui amena l'atrophie du nerf optique, et la cécité absolue de l'œil. Dans un autre cas, une tentative analogue amena un phlegmon diffus des paupières qui me donna les craintes les plus sérieuses pendant plusieurs jours. La personne en question, une jeune fille de vingt ans, faillit succomber.

M. Motais. — **M.** Terson, dans son rapport, rejette entièrement les sondes à demeure. A mon avis, cette opinion aussi absolue est excessive.

Dans les cas graves où les curettages, les cautérisations du sac sont pratiquées, surtout lorsque la cause des accidents remonte à des affections osseuses, il peut être indiqué de se mettre en garde contre un rétrécissement fibreux attribuable en partie au processus pathologique, en partie au traitement lui-même; dans ces cas, les sondes à demeure m'ont donné d'excellents résultats. J'ajouterai que ce cathétérisme permanent est presque nécessaire lorsque le malade ne peut revenir souvent à notre cabinet.

M. Panas. — Tant au point de vue anatomique que pathologique, la thérapeutique des voies lacrymales comprend deux phases principales. La *première*, s'étendant de l'antiquité jusqu'à Vésale et Anel; la *seconde*, à partir de ce dernier auteur jusqu'à nos jours.

Pour les anciens, qui n'ont jamais cessé d'avoir des imitateurs (Nanoni, Desmares et bien d'autres), tout se réduit à modifier plus ou moins profondément la vitalité du sac.

Au contraire, la généralité des modernes, transportant *mal à propos* les données anatomiques, physiologiques et thérapeutiques, propres à l'urètre, à l'appareil excréteur des larmes, ont appliqué à celui-ci toutes les méthodes de canalisation qui conviennent si bien aux voies urinaires sténosées. De là les insuccès nombreux de la méthode de Bowman, aussi bien que de la stricturotomie.

Pour notre compte, en nous fondant sur une expérience de vingt années, nous croyons fermement que le progrès à accomplir consiste à revenir pour bien des cas à l'indication première, telle qu'elle a été admirablement exposée par Aétius, à savoir, au rétablissement de l'appareil excréteur des larmes, à son état physiologique, serait-ce au prix de la destruction du sac, pour les cas graves.

Mais, pour que cette modification salutaire soit véritablement efficace, il faut, à l'imitation des anciens, ouvrir le sac largement par la peau, en sectionnant *invariablement* le ligament palpébral interne, de façon à agir dans tous les méandres de la poche. Il est curieux de voir combien Aétius, qui ignorait l'existence des voies d'excrétion des larmes, insiste sur la nécessité de cautériser le point par où s'écoule un liquide clair *comme des larmes*, vers l'embouchure des canalicules, sans quoi, dit-il, on s'expose à échouer.

Une fois le sac ainsi mis à nu, rien n'empêche de faire agir, suivant les cas, le fer rouge, agent *modificateur* puissant, et non destructif, aussi bien que le raclage, le curettage, ou toute autre action mécanique et chimique jugée nécessaire.

L'objection de ceux qui n'ont jamais pratiqué cette opération, qu'il en résulte une difformité, est inadmissible ; c'est à peine si au bout de quelque temps on parvient à découvrir l'existence d'une cicatrice linéaire, alors même qu'on a maintenu temporairement le sac ouvert, ainsi que nous avons l'habitude de le faire, pour y placer une mèche enduite d'onguent au bi-oxyde de mercure ou tout autre topique modificateur.

Ce qui expose aux difformités, c'est au contraire l'ouverture tardive du sac, alors que celui-ci a suppuré, et qu'il en est résulté des décollements de la peau ou des fistules à répétition.

Étant établi ce qui précède, nous pensons que dans les dacryocystites simples à contenu muqueux, et sans grande distension du sac, il faut commencer le traitement par le cathétérisme et les injections modificatrices, conformément aux idées modernes.

Que si, au bout d'un temps raisonnable, on n'obtient rien de bon, qu'il s'agisse de suppuration ou de distension excessive des parois du sac, avec ou sans fistules, le mieux sera de recourir à la méthode ancienne.

Pour les simples larmoiements, le cathétérisme se présente tout d'abord. En cas d'insuccès, ou d'imperméabilité définitive du canalicule inférieur, l'extirpation de la glande lacrymale palpébrale offrira des chances de réussite, mais à la condition de l'extirper en entier, afin de comprendre dans l'excision, en même temps que cette partie de la glande, la majeure partie sinon la totalité des *canaux excréteurs* de la portion orbitaire. La crainte de léser le tendon du releveur palpébral n'existe pas, si l'on s'attache à fouiller vers l'angle temporal, autrement dit dans le tiers externe de la paupière, point exclusivement occupé par cette glande, le tendon restant plus interne.

Pour ce qui est des dacryocystites congénitales, je crois exposer l'opinion du plus grand nombre, en disant que celles-ci sont guérissables sans intervention chirurgicale, et que le cathétérisme entre autres mérite d'en être banni.

M. Javal. — Je suis, comme M. Grandclément, partisan du massage dans le traitement des dacryocystites chroniques; c'est un moyen d'arriver à la guérison d'une affection très durable.

M. Chibret. — Je n'ai qu'à louer M. Terson de son rapport où la clarté le dispute à l'heureuse réunion de l'esprit de conservation et de progrès.

Toutefois, je veux m'élever sur le courant de l'opinion qui tend à attribuer presque constamment les infections du sac à une cause nasale. Cette cause est l'exception et non la règle. L'infection du sac reconnaît le plus souvent une infection plus générale : érysipèle de la face, fluxions dentaires, variole ou autres affections exanthémateuses, telles que scarlatine, rougeole, etc., sans parler de la tuberculose. Les progrès de la bactériologie nous démontrent que les infections générales sont le point de départ de suppurations locales qui ouvrent la porte aux agents habituels de la suppuration, staphylococcus et streptococcus pyogènes, sans parler des cas où les bacilles les moins pyogènes se mettent de la partie, comme M. Panas l'a récemment démontré pour le bacille de la fièvre typhoïde.

Quant au traitement, j'estime qu'une indication constante est fournie par la suppuration du sac : dans tous les cas où elle existe, il faut débrider largement le sac, en haut et en bas, soit à travers les points lacrymaux, soit par des incisions à ciel ouvert accompagnées de rugination, curettage ou cautérisation, selon les cas.

Quant aux grosses sondes, objet de réprobation, puisque Galezowski est seul à les défendre, je les considère comme les charges de grosse cavalerie : elles donnent quelquefois des succès splendides dans des cas où la bataille engagée avec la perméabilité du sac semblait perdue.

Enfin quand M. de Wecker a répondu à la critique du rapporteur au sujet des perfectionnements à apporter au manuel de l'ablation de la glande lacrymale palpébrale, je m'attendais à le voir apporter un meilleur procédé ou défendre le sien. Il a seulement éludé la question. Ayant fait une soixantaine d'ablations de la glande lacrymale, j'ai constamment constaté que les indications fournies par de Wecker sur le manuel opératoire sont beaucoup trop sommaires, et je me suis attaché à perfectionner le *modus faciendi* en réglant les temps opératoires. Une manœuvre que m'a indiquée M. Meyer, et que je puis recommander comme excellente, consiste à luxer la glande en passant un crochet ou l'extrémité des ciseaux courbes entre le globe et la glande. Cette manœuvre facilite l'ablation et en outre diminue l'hémorragie, car elle a tiraillé les vaisseaux et amené la contraction des éléments musculaires de la tunique vasculaire.

M. DE WECKER. — J'ai si peu songé à une double opération en enlevant la glande palpébrale seule, que j'ai rappelé dans ma communication au Congrès national que Schokalski avait tenté de lier les conduits et que c'était cette idée qui m'avait guidé. Si j'ai dit que M. Panas élargissait la fente pour cette opération, c'est que cela a été publié récemment, par le fils de M. Terson, dans la *Gazette des Hôpitaux*.

- On me reproche de ne pas avoir signalé, après l'appel de M. Terson, une nouvelle opération : c'est que je n'en ai pas à indiquer. Celle que j'ai recommandée à Heidelberg, je la pratique encore actuellement, et j'enlève, par ce procédé, la glande palpébrale en entier ; c'est ce que démontrent les nombreuses pièces que j'ai remises à M. Hœnsell pour l'examen histologique. Je persiste à croire qu'il faut de la modération dans le dégagement de la glande palpébrale, si l'on veut éviter sûrement un ptosis partiel de la paupière supérieure.

M. DRANSART. — Je pense comme M. Panas qu'il faut être éclectique dans le traitement des affections lacrymales. Il faut agir sur les voies d'excrétions, les rétablir d'autre part sur les organes glandulaires en diminuant la sécrétion, c'est sur ce dernier point que je tiens à présenter une observation.

A la clinique de Sommain, le Dr Belère. Même succès ; nous avons eu des guérisons de larmoiement chez des sujets chez lesquels tout traitement avait échoué. Nous avons réussi en corrigeant les vices de réfraction d'une façon complète, c'est-à-dire après atropinisation. A notre avis, les vices de réfraction ont une influence sur le larmoiement, mais nous pensons que cette influence est plus grande qu'on ne l'a cru jusqu'à ce jour.

Aussi, nous pensons qu'avant d'arriver à l'extirpation de la glande lacrymale palpébrale, il faut avoir soin de faire une correction complète des vices de réfraction. Quand on fait cette correction incomplètement, il reste encore une cause d'hypersécrétion lacrymale qui peut faire persister le larmoiement.

M. LE Dr KALT. — La dacryocystite chronique est une affection très lente à guérir. Lorsque le sac lacrymal dilaté a été vidé des mucosités filantes qu'il contient, on le voit se remplir à nouveau au bout de peu d'heures. Les irrigations d'une durée nécessairement très courte, telles qu'on peut les faire avec la seringue d'Anel et après dilatation des voies lacrymales, ont une action trop passagère.

L'indication à remplir est d'offrir une sortie facile au contenu du sac, et en même temps d'en imprégner les parois avec des liquides antiseptiques injectés longtemps et longuement.

La nature nous montre la marche à suivre en créant une voie de sortie artificielle au pus des dacryocystites aiguës. Très souvent on observe une guérison spontanée et de l'abcès et de la fistule.

J'ai imité ce procédé de la nature en créant une fistule artificielle maintenue béante par un drain à demeure. Voici comment j'opère :

Après dilatation du canalicule supérieur, je passe jusque dans le sac une sonde creuse n° 4 de Bowman, courbée en forme de crosse. L'extrémité de la sonde, qui a passé facilement au-dessous du tendon de l'orbiculaire, vient buter contre la paroi antérieure du sac. Une légère incision lui livre issue.

Dans l'extrémité creuse ainsi dégagée, je pousse les quatre extrémités de deux crins de Florence; puis je ramène ma sonde au dehors par un mouvement inverse. Les extrémités des crins sortent par le canalicule supérieur, tandis que leur portion moyenne pend sur la joue. C'est dans cette boucle qu'on passe les quatre extrémités libres émergeant par le canalicule supérieur. Les crins se trouvent ainsi fixés. Leur passage dans la fente des paupières, au niveau de l'angle interne de l'œil, est fort bien supporté par les malades.

Plusieurs fois, dans la journée, une personne de l'entourage fait pendant plusieurs minutes pénétrer une injection de sublimé à 1/500e, de bas en haut, par l'orifice fistulaire. On obtient ainsi un nettoyage complet du sac.

Lorsque l'écoulement est modifié, on retire les crins, et, alors seulement, on passe quelques sondes de Bowman jusque dans le canal nasal pour en rétablir le calibre. Quant à la fistule, si elle ne se ferme pas d'elle-même, un léger attouchement avec un caustique suffira pour amener l'oblitération. Quant à la cicatrice, elle est presque invisible.

M. LE Dᵣ J. MARÉCHAL. — 1° A propos de l'extirpation de la portion palpébrale de la glande, je m'étonne de voir attacher tant d'importance à l'état intact de la commissure externe et du ligament palpébral externe dans le programme opératoire. Vu la règle générale de toujours agrandir et étaler le plus possible le théâtre opératoire, et non de rechercher à exécuter un tour de force en essayant de luxer la glande et de l'attirer un peu au hasard dans le tarse et l'orbiculaire plus ou moins contracturé, — et surtout, vu la facilité parfois gênante avec laquelle se cicatrise la commissure dans la canthoplastie et le peu de traces que laisse son ou ses débridements pourvu qu'ils soient faits en bonne direction, — partout l'absence assurée de toute anormale attitude des paupières, — on peut ici ne s'occuper que de l'avantage certain de porter remède au spasme de l'orbiculaire, facteur très important dans la genèse et la persistance de l'hypersécrétion des larmes.

2° En ce qui concerne la désobstruction du canal nasal, une bonne partie des obstacles semble due à ce qu'on s'obstine trop d'ordinaire aux causes siégeant en haut *et non aux barrières élevées sur la seconde partie de la voie oculo-nasale.* — M. Armaignac avait déjà très bien signalé cette fâcheuse tendance dans sa Clinique ophtalmologique du Sud-Ouest.

Pour ne parler que des barrières de la moitié inférieure de ces voies, il y a lieu de s'assurer la destruction :

a) Des valvules de la muqueuse qui font sac devant les liquides d'injections, d'autant plus qu'elles sont coussinées par les fongosités habituelles dans les vieilles dacryocystites. Les cathéters en ont d'ordinaire raison en les détruisant ou les déprimant.

b) Des crêtes osseuses qui donnent le plus souvent insertion aux liens suspenseurs de ces valvules.

De deux choses l'une : ou l'on pénètre librement avec le cathéter dans les voies moyennes et l'on n'est arrêté qu'en bas, à l'embouchure du méat inférieur — dans ce cas, on peut agir comme dans la recherche du bout supérieur de l'urètre dans l'urétrotomie externe — et se guider sur la direction d'une tige d'*argent fin*, souple par conséquent (et non d'un métal élastique comme l'alliage) sur l'extrémité duquel on dirige, sous le bec antérieur du cornet inférieur, les efforts d'un excavateur capsulaire à bords tranchants, tel que celui dont les dentistes se servent pour ruginer les vastes caries exposées.

Ce véritable évidement bien conduit, au grand jour, procure une destruction large et définitive de l'éperon ostéo-fibreux, ou bien l'on est arrêté par une crête de la partie moyenne du conduit, l'extrémité inférieure étant libre, ce qui indique la liberté de sortie des liquides acheminés par la sonde jusqu'au niveau de la crête que l'instrument ne peut franchir lui-même.

Dès lors, c'est par l'incision régulière du sac et du haut en bas qu'il faut agir pour opérer l'évidement de la crête, et, du même coup, la rugination de toutes les fongosités de la région.

La malléabilité des instruments *en argent fin* (*sans cuivre*) est ici de première importance ; car, ainsi fabriqués, ils semblent deviner en quelque sorte la voie libre, contournant sans peine les obstacles que, plus tard, par une action souvent répétée, ils aideront à déprimer.

3° Je ne saurais assez appuyer les conseils si pratiques de MM. Coppez, Grandclément et Javal, relativement à l'utilité du *massage du sac*. Seulement, j'ajouterai qu'il importe d'en compléter l'action par les précautions suivantes ; et, d'abord, le faire en agissant par une large surface, par exemple, la pulpe du pouce du côté malade qui, en même temps, comprime les conduits lacrymaux dans le but d'utiliser les produits hypersécrétés comme agents dilatants en les propulsant vers *la seule* voie inférieure.

Ensuite, en les attirant de ce côté par l'*échappement brusque* exercé par une *aspiration énergique* et *simultanée*. Celle-ci s'obtient par une évacuation assez complète de la poitrine, la compression entre l'index et le médius de la base des narines, et, au moment même de l'effort inspirateur, par la désobstruction simultanée et instantanée des deux narines (comme une prise que l'on veut faire pénétrer profondément). Ce mouvement, répété souvent dans la journée après des gargarismes nasaux tièdes et antiseptiques, et surtout aussitôt après les manœuvres du massage lacrymal, m'a donné de très nombreuses et stables améliorations.

M. le Dr FERDINAND SUAREZ DE MENDOZA (d'Angers). — Messieurs, chaque fois que la question du traitement des affections des voies lacrymales vient sur le tapis, nous entendons alternativement condamner et défendre l'incision des points et conduits lacrymaux.

Je crois qu'aujourd'hui la question n'est pas encore nettement tranchée. A mon sens, les honorables confrères qui attaquent l'incision sont encore plus loin de la vérité que ceux qui la conseillent toujours, car il y a des cas où elle est vraiment utile.

Il faut donc préciser les indications. Essayons de les formuler ; mais remarquons d'abord, au préalable, que la cause du larmoiement peut résider : 1° dans la glande lacrymale ; 2° dans le sac ou les canalicules ; 3° dans les points lacrymaux déplacés.

1° Lorsque la cause est dans la glande, il va sans dire qu'il n'est besoin ni de sonde ni d'incision ; 2° lorsque la cause est dans le sac ou les canalicules, l'incision n'est utile qu'exceptionnellement, quand le point lacrymal est si étroit que, même avec une légère dilatation, on n'arrive pas à faire passer la sonde ; 3° dans le troisième cas, c'est-à-dire quand la déviation de l'un des points lacrymaux est l'unique facteur ou seulement l'un des facteurs du larmoiement, il faut inciser sans hésitation.

Mais il faut bien inciser, car si l'on ne fait pas grande attention, on risque de condamner le malade au larmoiement continu. Depuis dix ans, j'ai vu divers malades, opérés par des confrères très réputés de Paris et de la province, et dont les yeux n'en continuaient pas moins à pleurer, par suite d'incisions mal faites.

Pour être efficace, la section, partant du point lacrymal dévié, doit aborder perpendiculairement à la conjonctive bulbaire, c'est-à-dire jusqu'à l'emplacement normal du point, puis de là, formant coude et descendant au-dessous du bord palpébral, se diriger parallèlement au globe vers la commissure interne de l'œil. Ainsi, dans cette seconde partie, au lieu de sectionner la voûte du canalicule, comme la plupart des chirurgiens, j'en sectionne la paroi latérale voisine du globe, créant de la sorte une fente en contact permanent avec la conjonctive bulbaire.

Si l'opération est réussie, la première partie de la section sera seule visible quand on regardera le bord palpébral. Cette remarque permet de distinguer du premier coup une incision bien faite d'une opération mal exécutée.

J'ai en ce moment en traitement une dame qui a été opérée à Paris il y a environ dix ans ; le canalicule lacrymal est largement ouvert, et la ligne de section partage en deux la largeur de l'extrémité interne du bord palpébral. Quand elle m'arriva, la pauvre femme pleurait nuit et jour son canalicule fendu. Pour la soulager, j'ai dû aviver les surfaces de section, en bien coapter et en suturer les bords ; une fois la cicatrisation obtenue, j'ai refait à nouveau une incision coudée qui a fait cesser le larmoiement.

M. TERSON. — Le nombre des orateurs qui ont pris la parole à la suite de la lecture de mon rapport est tel qu'il m'est presque impossible de répondre à chacun d'eux : aussi me bornerai-je à quelques observations.

M. Trousseau a émis des considérations générales très justes ; il est évident que la base du traitement est toujours un diagnostic précis et la recherche préalable de la cause du mal. Si j'ai laissé quelques points secondaires dans l'ombre, c'est que j'ai cru devoir envisager la question dans ses grandes lignes ; je les ai élagués pour éviter des longueurs inutiles sur un sujet si connu de nous tous. Quant à la dacryocystite des nouveau-nés, affection trop rare pour permettre une étude très exacte, j'ai cru reconnaître son origine syphilitique dans deux cas où elle était liée à un coryza de même nature. J'admets que souvent la cause n'est pas diathésique, puisque l'affection peut guérir facilement, quelquefois même sans aucun autre traitement que la compression répétée du sac.

MM. Grandclément, Javal et Maréchal, préconisent cette dernière manœuvre, très souvent renouvelée dans les dacryo-cystites des adultes : je la crois très utile, mais comme moyen adjuvant seulement et je l'ai conseillée très fréquemment ; la guérison complète en est sans doute bien rarement la suite sans le secours d'autres moyens.

MM. Parinaud et Chibret croient que la tendance actuelle à considérer l'infection particulièrement par la voie nasale, comme cause première de la dacryocystite, est moins fré-quente qu'on ne le croit. Cette question si importante pour la direction à donner au traitement peut rester encore à l'étude ; je suis très aise de l'avoir mise en évidence et de provoquer par là de nouvelles recherches. Mes observations personnelles me font croire à l'origine nasale de nombreuses dacryocys-tites, surtout des plus rebelles. Si j'y ai insisté, c'est pour bien indiquer la nécessité absolue de l'examen préalable des fosses nasales et de l'institution d'un traitement simultané de l'affection lacrymale et nasale sous peine d'insuccès, quand cette dernière est bien démontrée.

Je remercie M. Gillet de Grandmont des paroles aimables qu'il a bien voulu m'adresser ; je suis d'accord avec lui pour croire plus à l'efficacité des irrigations antiseptiques prolongées qu'aux sondages répétés dans les maladies du sac avec sécrétion anormale. Je n'ai pourtant pas voulu proscrire l'usage des sondes, pourvu qu'on les emploie d'ordinaire d'un calibre modéré. Je ne nie pas qu'à l'aide de grosses sondes (Weber, Galezowski, Chibret), on ne puisse dans des cas *exceptionnels* hâter l'amélioration de la maladie et je m'en suis quelquefois servi utilement, mais cette pratique ne me paraît pas devoir être conseillée comme méthode générale.

Je me défends d'avoir voulu conseiller l'ablation de la glande lacrymale palpébrale contre le catarrhe du sac ; c'est seulement contre le larmoiement simple primitif ou contre celui *qui peut persister*, après qu'on a tâché de tarir par tous les moyens (antiseptiques, curettage, destruction au thermocautère) la sécrétion morbide du sac.

Je m'associe entièrement, comme le prouve la dernière partie de mon rapport, aux justes observations présentées par M. Panas sur l'utilité de la cautérisation énergique du sac dans les dacryocystites rebelles aux moyens ordinaires, j'en dirai autant de la pratique du curettage, que vient de nous exposer M. Despagnet.

J'ai insisté, comme M. Maréchal, sur la nécessité de rétablir à tout prix la perméabilité de l'orifice inférieur du canal nasal, ajoutant qu'en cas d'insuccès il fallait nécessairement en venir à la destruction du sac.

Avec M. Dransart, j'ai dit, dès le début de mon travail, qu'il fallait porter remède à toute anomalie de la réfraction.

En résumé, l'opinion de la majorité de nos collègues me paraît d'accord avec les principales conclusions de mon rapport : contre le larmoiement *incoercible*, après échec des moyens ordinaires, l'ablation de la glande palpébrale ; contre le catarrhe à ses degrés divers, *rebelle aux antiseptiques et aux sondages*, les modificateurs puissants, tels que le curettage ou la cautérisation énergique du sac, selon les indications particulières que chaque cas peut présenter.

Paris. — Typographie Gaston Née, 1, rue Cassette. — 4657.

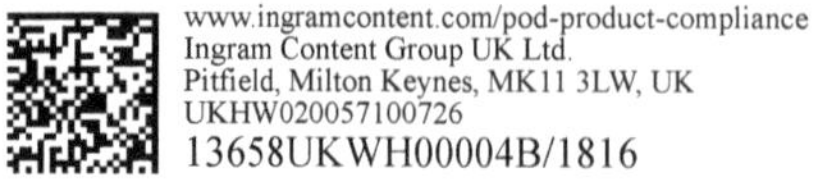
www.ingramcontent.com/pod-product-compliance
Ingram Content Group UK Ltd.
Pitfield, Milton Keynes, MK11 3LW, UK
UKHW020057100726
13658UKWH00004B/1816